Julie Chataing

La formation en psychosomatique des futurs médecins en France

AF153274

Julie Chataing

La formation en psychosomatique des futurs médecins en France

État des lieux en 2014

Éditions universitaires européennes

Impressum / Mentions légales
Bibliografische Information der Deutschen Nationalbibliothek: Die Deutsche Nationalbibliothek verzeichnet diese Publikation in der Deutschen Nationalbibliografie; detaillierte bibliografische Daten sind im Internet über http://dnb.d-nb.de abrufbar.

Information bibliographique publiée par la Deutsche Nationalbibliothek: La Deutsche Nationalbibliothek inscrit cette publication à la Deutsche Nationalbibliografie; des données bibliographiques détaillées sont disponibles sur internet à l'adresse http://dnb.d-nb.de.

Coverbild / Photo de couverture: www.ingimage.com

Verlag / Editeur:
Éditions universitaires européennes
ist ein Imprint der / est une marque déposée de
OmniScriptum GmbH & Co. KG
Heinrich-Böcking-Str. 6-8, 66121 Saarbrücken, Deutschland / Allemagne
Email: info@editions-ue.com

Herstellung: siehe letzte Seite /
Impression: voir la dernière page
ISBN: 978-3-8416-6113-5

Zugl. / Agréé par: Grenoble, Université Joseph Fourier, 2014

SOMMAIRE

1

IV- Résultats

« Le corps est un des noms de l'âme » Pr H. ROUSSET (1)

I- Introduction

La médecine occidentale actuelle est éclatée en multiples spécialités scientifiques. Or le médecin, et plus particulièrement le médecin généraliste, est souvent confronté à des situations cliniques complexes qui nécessitent une approche plus globale que le seul cadre physiopathologique organique enseigné durant ses études. Sans cela, il risque de persévérer dans des démarches diagnostiques toujours plus spécialisées, inutiles voire iatrogènes pour « trouver » une explication au symptôme du patient.

Les coûts d'une telle prise en charge sont importants et il en résulte un sentiment d'impuissance pour le médecin et de déshumanisation pour le patient, qui a souvent recours à des médecines plus holistiques comme les médecines orientales ou les approches psychocorporelles.

Dans l'approche psychosomatique, la prise en charge de la personne est globale et prend en compte à la fois les dimensions psychiques et corporelles, qu'elles soient réelles, symboliques ou imaginaires. Le médecin généraliste, souvent consulté en premier recours et généralement coordinateur de soins, est bien placé pour une démarche de prise en charge psychosomatique.

Pour cela, il a besoin d'une formation solide. L'objectif de ce travail est de faire un état des lieux de cette formation. Après avoir fait un point sur l'historique de la médecine psychosomatique, nous ferons une recherche bibliographique sur la formation en psychosomatique à l'étranger et en France. Ensuite, nous présenterons notre étude, qui fait un état des lieux de la formation en psychosomatique des étudiants en médecine et des internes de médecine générale en France pour l'année 2013-2014.

Pour cela, les programmes de formation théorique des facultés de France ont été analysés, en recherchant les cours qui se rapportaient à une approche psychosomatique. Cette analyse a été réalisée principalement via les sites internet des facultés.

Enfin, nous commenterons les résultats en les comparant aux données internationales, et nous présenterons différents modèles d'enseignements de la psychosomatique qu'il serait envisageable de mettre en place afin de mieux former les futurs médecins à une véritable approche globale du patient.

Cette approche remettrait l'humain au cœur du soin et préparerait mieux le médecin à prendre en charge les situations souvent complexes de ses patients.

II- Historique

1) La conception occidentale de la médecine

> La médecine occidentale est caractérisée par une conception du corps-machine, aboutissement de la vision dualiste de l'individu. Ses concepts et ses méthodes très spécifiques doivent répondre à l'exigence d'objectivité définie par l'idéal scientifique, et donc permettre l'objectivation de la maladie. La démarche diagnostique passe de moins en moins par l'écoute des plaintes subjectives du malade et par son examen physique, pour accéder de plus en plus directement à l'objectivité des faits biologiques, radiologiques, histologiques, chimiques ou microbiologiques.

Le développement de cet idéal scientifique a été rapide à partir de la Renaissance et plus encore au siècle des Lumières.

> Avant cela, les modèles explicatifs de la maladie ont longtemps été dominés par la référence au surnaturel. La pratique du chamanisme en est un exemple dans de nombreux peuples, dont la pratique a ensuite glissé entre les mains du pouvoir religieux en Europe. La maladie était alors due à la colère des anciens, un envahissement par un esprit étranger, puis à un maléfice du démon, un châtiment religieux...

> Cette conception a été prédominante en occident dans l'Antiquité et jusqu'au Moyen-Age, malgré plusieurs démarches antérieures plus rationnelles:

- l'hypothèse d'un mauvais fonctionnement des organes expliquaient les maladies chez les Egyptiens,

- les nouvelles théories introduites par Hippocrate au 5ème siècle avant JC. Il a remplacé les êtres surnaturels par la "Nature", et a construit un modèle physiopathologique avec la théorie des humeurs, la notion de terrain et de facteurs extérieurs. Il a institué également l'examen clinique du patient comme élément clé de la consultation médicale,

- la naissance de l'anatomie et de la physiologie à Rome avec Galien autour de 150 après JC. Ses écrits sont devenus des références malgré les nombreuses erreurs, et n'ont été réactualisés et corrigés que 1500 ans plus tard par Vésale, grâce à la dissection humaine.

> La première découverte scientifique médicale fut la circulation du sang par Harvey en 1626. Elle s'inscrivait dans un contexte de découvertes majeures en géographie et en astronomie par des méthodes scientifiques innovantes: études des théories antérieures, démonstration de leurs insuffisances, élaboration de nouvelles hypothèses et vérification de celles-ci par l'observation et des calculs adaptés. L'émergence d'une pensée laïque a diminué l'influence des interprétations religieuses, dont plusieurs conceptions devenaient obsolètes avec ces découvertes: la terre est ronde, tourne, et n'est pas le centre de l'univers...

> L'essor de l'étude du corps humain par l'autopsie a permis d'approfondir les connaissances en anatomie. Le développement de la méthode anatomo-clinique à partir de Bichat et Laënnec a permis la création d'entités nosologiques selon la théorie suivante: à chaque maladie clinique correspond une lésion anatomique. Avec le perfectionnement des instruments techniques, cette méthode est poussée toujours plus loin à la recherche d'une étiologie organique: viennent ensuite l'anatomo-pathologie microscopique, la découverte des microbes, puis la biologie moléculaire, la biochimie, l'imagerie, la génétique (2)... Avec le risque d'en oublier la clinique et de découvrir des anomalies non pathologiques sources d'inquiétude et d'examens supplémentaires inutiles et coûteux.

L'écueil de cette approche est de disséquer sans cesse l'individu en entités physico-chimiques toujours plus petites, et de ne plus avoir une vision globale de l'être humain. La surspécialisation par organe est une conséquence de cette démarche. De plus, dans une société très médicalisée, tout symptôme devient médical et perd les sens qui lui auraient été attribués auparavant.

> L'approche psychosomatique est une tentative de réunification de l'individu. Il s'agit de redécouvrir l'unité corps-esprit à travers la symbolique des symptômes et des maladies, dans un contexte culturel et social donné.

2) Histoire de la psychosomatique

> Assez rapidement en réaction au développement scientifique de la médecine, certains opposent aux faits anatomo-cliniques des considérations d'ordre moral: c'est le cas de Heinroth (1773-1843), qui le premier parle de "psycho-somatique", (encore séparé par un tiret, marquant la séparation entre le corps mortel et l'âme immortelle). Il fait partie du mouvement romantique de la médecine qui attribue à la maladie un sens moral: le corps est le lieu des passions et des plaisirs tenus pour péchés, et la maladie en serait la punition. La psychologie au sens moderne du terme est ainsi inaugurée par cette approche.

> Le fondateur de la médecine psychosomatique est Groddeck, contemporain de Freud. Pour lui, dans une conception moniste du monde, corps et esprit ne font qu'une unité: le Ça, dont Freud s'inspirera pour construire son appareil psychique (ça, moi, surmoi) en 1923. Les symptômes et les maladies organiques apparaissent lorsque le Ça n'est pas en harmonie : désirs insatisfaits, peurs, traumatismes… (3).

> Freud (1856-1939) a toujours distingué les symptômes hystériques des maladies somatiques. Il n'a pas exploré lui-même le champ de la psychosomatique, mais son approche clinique des névroses et des symptômes hystériques l'ont amené à créer des théories originales que ses élèves ont pu utiliser par la suite dans le domaine de la psychosomatique. Le terme de « conversion » indique une transformation d'un affect en un symptôme d'apparence neurologique.

> Michael Balint (1896-1970), d'origine hongroise, a apporté une contribution majeure dans l'évolution des idées et des pratiques psychosomatiques. Il publia en Angleterre des études cliniques relatant les questions psychosomatiques qui se posaient au médecin généraliste dans la pratique quotidienne. Pour lui la psychosomatique est une question relationnelle. La maladie ne peut pas être appréhendée, comprise et soignée en dehors de ce contexte particulier qui est la relation malade-médecin (4). Il a été l'un des premiers à poser la question de la formation des médecins: dans quelle mesure faut-il être formé à la psychanalyse pour soigner des malades avec les outils spécifiques de la psychanalyse ? Son ouvrage «Techniques psychothérapiques en médecine» développe ce point, qui reste d'actualité. Son expérience de psychanalyste a redynamisé la psychologie médicale.

Les groupes cliniques (groupe Balint) dont il fut à l'origine permettent aux médecins d'exposer les situations complexes rencontrées et de tenter de les analyser avec l'aide d'un psychanalyste. Le principe de ces groupes est de réunir régulièrement plusieurs médecins avec un animateur et un analyste, pour raconter les cas difficiles en les resituant dans le contexte de la relation médecin-malade. Le médecin doit exprimer le plus clairement possible ce qu'il ressent dans cette situation, pour permettre une meilleure interprétation des enjeux de la relation et des symptômes du patient.

> Aux Etats-Unis, Alexander (1891-1964), d'origine hongroise, a avancé la théorie selon laquelle les maladies sont la conséquence d'une fragilité organique, révélée à l'occasion d'un dysfonctionnement psychique (5). Franz Alexander appartient à l'« Ecole de Chicago » créée en 1930. Ses recherches en psychosomatique ont essayé d'intégrer dans un système unique et complexe certaines données de la psychanalyse et de la physiopathologie. Sa théorie reste dualiste. D'après lui, « la médecine est devenue intolérante pour tout ce qui rappelle son passé spirituel et mystique », taxé aujourd'hui d'obscurantisme. Un de ses confrères, Dunbar, s'est démarqué en recherchant des « profils » correspondants à des pathologies précises. Georges Engel (1913-1999) a été à l'origine du concept de modèle « biopsychosocial ». Comme chez Alexander, un conflit intrapsychique est

seulement un cofacteur dans le développement d'une maladie organique. Il a développé une technique d'interrogatoire psychosomatique afin d'obtenir et analyser les informations personnelles et psychologiques du patient(6).

> En France, l'Ecole de Paris avec Pierre Marty (1918-1993) a développé des concepts encore différents, avec l'hypothèse d'une coupure du sujet avec son inconscient (7). Le corps physique est par conséquent la cible de phénomènes pathologiques que la psyché ne peut contrôler. Selon ses théories, il existe un défaut de mentalisation chez ces patients présentant une «pensée opératoire», qui correspond à la notion plus actuelle d'alexithymie. On peut définir ce trait de «personnalité psychosomatique » par une pauvreté de la vie imaginaire, une incapacité relative à élaborer autour d'un symptôme. L'Ecole de Paris ne retient pas l'idée d'une psychothérapie réalisée par les médecins généralistes comme Balint, mais pose la notion d'une « spécialité en psychosomatique», distincte de la médecine et de la psychanalyse. Même si l'entreprise d'une psychanalyse se veut plus souple dans ce cadre, le recours au spécialiste reste nécessaire et renvoie ainsi le patient aux difficultés que cela représente (rareté des psychanalystes formés à la psychosomatique, durée, coût…).

> Une autre théorie est élaborée par Mahmoud Sami-Ali, un disciple de Marty d'origine égyptienne : la théorie relationnelle, qui va au-delà du concept de stress. Le sujet souffrant est pris dans une impasse relationnelle, dans laquelle le conflit insoluble se traduit par une pathologie organique, à défaut de sortir en psychose ou en créativité (8). L'hypothèse ici est un refoulement de la vie imaginaire (et non une carence comme chez Pierre Marty). Sami-Ali est toujours en activité en tant que Professeur émérite de psychologie clinique à l'université Paris VII et directeur scientifique du Centre international de psychosomatique (CIPS) qu'il a créé en 2004.

> Avec les progrès scientifiques, auxquels on rappelle qu'elle ne s'oppose pas, la psychosomatique s'est tourné vers la recherche fondamentale et l'étude expérimentale des mécanismes psycho-physiopathologiques de certaines pathologies somatiques. Les travaux de recherche autour de la physiopathologie du stress par

Cannon autours de 1920, puis par Selye qui a décrit le syndrome général d'adaptation vers 1930, ont apporté une caution scientifique à la démarche psychosomatique et ont été le point de départ de nombreux travaux illustrant les interconnexions multiples du corps psychosomatique, par l'intermédiaire des systèmes psycho-neurologique, immunitaire et endocrinien (9). Nous ne reviendrons pas sur ces découvertes dans ce travail.

> L'approche médicale classique qui néglige l'aspect non biologique de la maladie explique qu'elle soit parfois perçue par les patients comme réductrice et déshumanisante. L'approche psychosomatique est un des éléments pouvant apporter une meilleure écoute, une meilleure compréhension du patient et de ses symptômes.

> Mais l'idéal scientifique occidental est parfois un frein à cette approche. En illustration, l'exemple instructif de l'Ulcère Gastroduodénal (UGD) : cette affection était auparavant considérée comme un trouble psychosomatique, survenant chez des patients anxieux. La prise en charge alliait au même degré les traitements médicamenteux et la prise en charge psychologique. Après la découverte de la participation de la bactérie Helicobacter Pylori à la formation de l'UGD, la prise en charge du patient a évolué vers une limitation de la thérapeutique à une prise en charge somatique pure, laissant pour compte le terrain anxieux qui n'a pourtant pas changé…(10)(11).

3)   Conception orientale

Les différentes médecines orientales ont en commun une approche psychosomatique de l'individu. Leurs modèles explicatifs ont un fort pouvoir d'implication pour les malades par la nature polyvalente, holistique voire cosmologique de leurs concepts. Ces derniers permettent d'évoquer un vaste champ d'expériences vécues dans le corps, l'imaginaire, l'insertion sociale et culturelle, ou encore la relation à l'environnement (12).

Par définition donc dans ces cultures, la notion d'une catégorie de troubles spécifiques dits « psychosomatiques » n'est pas envisageable en termes de médecine traditionnelle. A titre d'exemple un rapport de la conférence de Tokyo en 1998 sur les troubles somatoformes montrait que les psychiatres japonais n'utilisaient pas la catégorie « troubles somatoformes » du DSM IV pour diagnostiquer leurs patients, et qu'ils préféraient utiliser la classification traditionnelle japonaise, en accord avec leurs concepts culturels (13).

Cette approche globale explique l'engouement occidental tant populaire que professionnel pour ces médecines.

4) Définition

Du grec « psyché » (âme) et « soma » (corps).

La psychosomatique est une approche de la théorie et de la pratique médicale dans laquelle la structure et le fonctionnement de l'appareil psychique sont considérés comme des cofacteurs de santé ou de maladie. Elle considère les mouvements psychiques et somatiques ainsi que les relations entre ces mouvements chez les malades. Dans cette approche, la prise en charge de la personne prend en compte à la fois les dimensions psychiques et corporelles, qu'elles soient réelles, symboliques ou imaginaires.

Elle a pour objet le champ laissé vacant par la science : la subjectivité et la singularité, non chiffrable et non mesurable. Elle reconnecte le corps physique avec l'émotionnel, le vécu, le ressenti, le relationnel, le social et le culturel. Elle définit une approche et non une catégorie de maladie (14).

Elle se veut avant tout une médecine centrée sur le patient, considérant chaque malade comme un individu unique avec son histoire de vie, ses représentations, ses peurs, ses espoirs, son environnement familial, professionnel et social qui lui sont propres et dont il faut s'enquérir, qu'elle que soit ses symptômes ou sa pathologie. De ce point de vue, la nature fonctionnelle ou organique des troubles n'est pas la question la plus pertinente (15).

Nous retiendrons aussi la vision allemande pour souligner la formation particulière dont elle fait l'objet chez nos voisins: la psychosomatique y est à la fois une approche particulière et également une spécialité médicale, discipline qui soigne les maladies dites « psychosomatiques ». Elle prend en charge les fibromyalgies, les douleurs chroniques, les troubles des conduites alimentaires… des maladies dites « fonctionnelles » en France (16). Par ailleurs d'après Pongy, rien ne permet aujourd'hui de dire que le cofacteur psychique est plus prépondérant dans les affections dites « fonctionnelles » que dans les affections dites « lésionnelles » (14).

La médecine psychosomatique n'exclut en rien les données acquises de la science, elle les utilise différemment. Elle place la causalité de façon circulaire et non linéaire. C'est surtout une autre manière d'être pour le médecin.

Notons que c'est grâce à un autre psychanalyste, Felix Deutsch (1884-1964), que le mot psychosomatique a perdu définitivement son trait d'union.

III- <u>Matériel et méthode</u>

1) <u>Méthodologie de recherche bibliographique</u>

Les recherches bibliographiques dans le cadre de ce travail ont été réalisées en langue française et anglaise. Les recherches ont été effectuées avec la combinaison des différents mots clés dans les moteurs de recherche suivants : PubMed, Google Scholar, Sudoc, Cismef.

- Les mots clés utilisés en langue anglaise étaient:

- teaching/education

- psychosomatic/biopsychosocial/behavioural sciences

- medical school/medical students/residents

- Les mots clés utilisés en langue française étaient:

- enseignement/formation

- psychosomatique/biopsychosocial

- interne en médecine générale/médecins généralistes

2) <u>Etude des enseignements facultaires : étudiants en médecine, internes de médecine générale et postuniversitaire</u>

a) <u>Type d'étude</u>

Il s'agit d'une étude descriptive transversale.

Elle a pour objectif de faire un état des lieux de la formation initiale théorique des étudiants en médecine et des internes de médecine générale en France.

Pour cela, les programmes d'enseignement de toutes les facultés de médecine françaises ont été analysés pour déterminer la présence d'un tel enseignement et sa forme, à chaque niveau des études médicales.

L'analyse des programmes a été faite par le biais du site internet de chaque faculté pour l'année universitaire 2013-2014.

b) Unités d'Enseignement (UE) optionnelles

Pour chaque faculté, les UE optionnelles ont été analysées en recherchant les mots-clés suscités.

Une demande d'obtention de cette liste par email a été faite à la scolarité des facultés ne disposant pas d'information en ligne sur les UE optionnelles proposées aux étudiants.

c) Programmes du DES (diplôme d'études spécialisées) de médecine générale

L'analyse du contenu des programmes a recherché les séminaires facultaires organisés sur le sujet avec les mots clés suscités. Il nous a paru intéressant de relever également les enseignements portant sur la prise en charge psychologique du patient (et non sur le patient présentant des troubles psychiatriques), qui fait partie de l'approche psychosomatique, comme nous l'illustre le cursus allemand.

Nous avons essayé au maximum de répondre aux questions suivantes pour chaque faculté:

- Existe-il un enseignement facultaire théorique abordant la prise en charge psychosomatique au cours de l'internat de médecine générale?

- Est-il obligatoire ou facultatif ?

- Quelles en sont les modalités ?

- Quelle est la nature du contenu ?

- Que représente le volume horaire sur l'ensemble de la formation théorique du DES ? Moins de 10h (5%), Moins de 20h (10%), Plus de 20h. Ce volume horaire a été choisi en accord avec une étude américaine qui montrait que l'enseignement de la médecine psychosomatique représentait environ 10% du programme(17).

Pour les facultés ne disposant pas d'un site internet en libre accès ou peu informatif, un email a été envoyé au DMG concerné pour obtenir la liste des enseignements théoriques facultaires pour l'année 2013-2014.

d) Formation postuniversitaire

Les enseignements théoriques optionnels de type DU ou DIU relatif à la médecine psychosomatique proposés à un public incluant les internes en médecine générale et les médecins généralistes ont été relevés à titre d'information.

IV- Résultats

1) Résultats bibliographiques

A noter qu'aucun article médical n'a été trouvé sur la formation des internes en psychosomatique en France.

Nous précisons que notre bibliographie fait le point sur la formation médicale initiale, que ce soit des étudiants en médecine ou des internes.

a) Un besoin réel

Plusieurs travaux de thèse en France ont étudié le rapport des médecins généralistes avec les troubles psychosomatiques dans leur pratique courante, ainsi que leur formation universitaire (18)(19)(20)(10)(11)(21)(22). Il en ressort plusieurs éléments concordants :

- Les médecins généralistes se sentent démunis face aux troubles psychosomatiques auxquels ils sont très souvent confrontés, et insatisfaits dans leurs prises en charge.

- Ils déplorent une formation universitaire inexistante sur le sujet, voire même une dévalorisation de cette catégorie de troubles, définis en négatif par « l'absence de » par rapport aux « vraies » maladies, définies par une réalité anatomo-clinique.

Deux thèses réalisées à 17 ans d'intervalle reprenant le même questionnaire (10)(11) ont évalué l'évolution de la prise en charge du « patient psychosomatique ». Les réponses des médecins ne rapportaient aucune amélioration de la formation universitaire. L'intérêt pour ce domaine est pourtant bien présent, avec une majorité de médecins qui souhaitaient une formation sur le sujet, ou qui s'étaient déjà personnellement formés pour combler leurs lacunes. Beaucoup évoquaient les groupes Balint comme support de formation intéressant.

Plusieurs articles américains (23)(24)(25)(26)(27)(28) pointaient déjà il y a quelques années le besoin pressant de formation des étudiants pour une approche psychosomatique, avec l'enseignement des sciences comportementales et du modèle biopsychosocial comme base pour acquérir des nouvelles compétences nécessaires à une prise en charge globale du patient.

En 2003, un article de la revue « Psychosomatic Medicine » plaidait pour un meilleur enseignement, proposant un exemple de programme d'enseignement et le soutien des membres de la Société américaine de psychosomatique pour le développement et la mise en place de ce programme (29).

En Hongrie, en 2002, un article rapportait également le besoin de former à nouveau les étudiants à l'approche biopsychosociale, approche de tradition ancienne dans ce pays avant la période de l'URSS (30).

b) Un bénéfice réel

Plusieurs études montrent le bénéfice de la formation des médecins à l'approche psychosomatique.

Une thèse française montre que « les médecins généralistes formés ont un vécu positif des symptômes biomédicalement inexpliqués, avec des stratégies d'écoute et de compréhension du contexte de vie des patients, et une sensation d'efficacité ressentie sur les symptômes et l'état de santé global du patient » (31).

En Suisse, une étude a comparé l'observation médicale d'une même patiente présentant des symptômes atypiques selon qu'elle était rédigée par des médecins formés à la médecine psychosomatique ou non (32). L'étude a montré que les médecins formés avaient une meilleure compréhension des plaintes de la patiente et demandaient moins d'examens ou d'avis complémentaires.

En Espagne, une étude a comparé les croyances des professionnels de santé sur les lombalgies chroniques entre un groupe formé à l'approche psychosomatique et l'autre au modèle biomédical uniquement (33). Elle montre que les médecins formés ont diminué leurs préjugés sur les lombalgies chroniques, avec une amélioration significative de leur pratique et des recommandations qu'ils prodiguaient. Au contraire, les médecins de l'autre groupe avaient aggravé leurs préjugés. Il est donc possible de modifier les croyances par une formation adaptée et ainsi aboutir à une meilleure prise en charge des patients.

En Allemagne, une étude a montré une amélioration significative de l'empathie des étudiants après leur formation en psychosomatique (34).

En Arabie Saoudite, devant le manque d'intérêt pour la psychiatrie des étudiants (pas de spécialisation dans cette discipline), un nouvel enseignement a été mis en place : « Introduction à la médecine psychosomatique » (35). Un changement d'attitude envers la psychiatrie a été démontré pour les étudiants ayant participé à ce cours par rapport aux autres.

Enfin, une revue de la littérature il y a une vingtaine d'année a recensé les différentes études d'évaluation des formations en psychosomatique (d'au moins 100h) pour les internes non psychiatres (36). Sur 12 programmes de formation, 4 ont été une réussite avec une amélioration de leurs connaissances, de leurs attitudes, de leurs compétences et de leur connaissance d'eux-mêmes.

c) Les freins à la formation

Plusieurs études ont été réalisées à l'étranger pour mettre en évidence les freins à la formation en psychosomatique des étudiants.

Une a révélé de façon isolée que les étudiants ne sont pas convaincus de son utilité (25), alors que les autres montraient plutôt qu'ils ont une attitude positive mais qu'ils s'engagent rarement dans une spécialisation en rapport (37). Par manque de formation théorique, les étudiants ont parfois des doutes sur l'amélioration effective qu'apporterait une telle approche (38).

Une étude a montré que les étudiants ne se sentaient pas assez compétents pour utiliser une approche psychosomatique, ressentaient un manque de temps pour gérer cet aspect, avaient l'impression que les patients ne voulaient pas s'occuper de leur problème psychosociaux, et avaient l'idée que s'occuper de ce domaine n'était pas de leur ressort (distinction forte organique/psychique) (39).

Il existe 3 catégories de croyances, selon une autre étude, qui nourrissent l'évitement des médecins pour l'aspect psychosocial de la santé :

- les croyances concernant le rôle du médecin : éliminer un diagnostic organique avant de s'intéresser aux aspects psychosociaux (le fameux « diagnostic d'élimination »),

- les croyances sur ce que le patient est supposé vouloir ou non (il veut qu'on élimine un problème organique),

- la peur du médecin d'aborder le patient comme une personne (peur de l'identification)(40).

Une étude nationale aux USA rapportait également des difficultés au niveau administratif de la faculté avec un manque de temps, de financement et d'enseignants pour mettre en place une telle formation (17).

d) Les recommandations officielles

Le domaine des troubles psychosomatiques est depuis longtemps un sujet de préoccupation au niveau des plus hautes instances internationales de la santé. L'OMS a conduit une vaste étude en 1997 pour mieux cerner le phénomène de somatisation

(41), et a participé à une conférence internationale à Tokyo en 1998 sur les troubles somatoformes (42).

Il ressort d'autres études que les coûts de leurs prises en charge sont très importants et la iatrogénie une menace réelle (15).

Des recommandations de l'OMS pour la formation des intervenants de première ligne (médecins généralistes) ont été émises récemment, qui recommandent d' « utiliser une approche biopsychosociale pour comprendre et prendre en charge les problèmes de santé » (43).

Par ailleurs, l'association WONCA (collège international de médecine générale) a publié en 2013 des recommandations pour la formation des internes en médecine générale (44). Elle recommande entre autre l'acquisition :

- « de connaissances dans les sciences biomédicales, cliniques, comportementales (behavioural sciences) et sociales, l'éthique médicale et le droit médical, et l'application de ces connaissances dans les soins du patient »,

Nous précisons que le terme « behavioural sciences » (cf méthodologie de recherche bibliographique) est employé par les anglo-saxons comme équivalent de « psychosomatique » (17).

- « de compétences pour prendre en charge les aspects psychosociaux et culturels des soins avec des programmes universitaires spécifiques ainsi que des stages cliniques mis en place pour la formation dans ce domaine ».

e) La formation à l'étranger

- **Allemagne :**

Une thèse française comparant la formation en psychosomatique en Allemagne et en France en 2001 (16) nous a permis de mieux comprendre le cursus de nos voisins.

La médecine psychosomatique fait partie officiellement du programme national des études médicales depuis 1972, avec la création concomitante de nouveaux départements universitaires et de postes correspondants.

La formation dépend de chaque université mais les détails sont au programme officiel. L'enseignement minimum comprend 48h de cours en 2ème cycle. Les intervenants sont des psychosomaticiens, des médecins généralistes, des internistes, des psychiatres, des psychologues, des travailleurs sociaux…

En 3ème cycle, il existe 3 niveaux de formation optionnelle différents : formation qualifiante en psychosomatique, formation qualifiante + formation psychothérapeutique, et enfin spécialiste en psychosomatique. Le spécialiste prend en charge plus particulièrement les maladies dites « psychosomatiques » (fibromyalgie, douleur chronique, troubles alimentaires,…)

Dans toutes les spécialités en 3ème cycle, il existe une formation obligatoire d'au moins 52h.

La médecine psychosomatique était enseignée en 1983 à quasiment tous les étudiants en médecine de l'Allemagne de l'Ouest, dont trois-quarts des 27 facultés de médecine avaient un département indépendant de médecine psychosomatique (45). Cette étude montrait un accueil favorable des étudiants, qui se plaignaient d'un enseignement trop court.

- **Royaume Uni :**

Une étude nationale avait interrogé en 1983 les différentes facultés sur l'enseignement de la médecine psychosomatique par le département de psychiatrie (46). Le taux de réponses était très bon. L'étude montrait qu'il était rare que les étudiants bénéficient de cours spécifiques, mais la majorité des facultés proposaient des conférences en rapport pendant le module de psychiatrie. Les auteurs concluaient en suggérant des améliorations de cet enseignement.

- **Etats-Unis (EU) :**

Une autre étude réalisée en 2000 a interrogé 124 écoles de médecine pour évaluer l'intégration au programme de la médecine comportementale (47). L'analyse des programmes montraient que seulement 8% proposaient un tel enseignement. Les auteurs avaient relevés les meilleurs d'entre eux en vue d'une amélioration globale de l'enseignement.

Une étude publiée en 2001 a interrogé les 118 écoles de médecine des EU sur l'inclusion de la médecine psychosomatique dans les programmes d'enseignement(17). Le taux de réponse était de 46% seulement. Les termes pour désigner la médecine psychosomatique étaient variés, avec l'emploi également des appellations « médecine comportementale » et « médecine biopsychosociale ». La médecine psychosomatique était enseignée à hauteur de 10% du total du cursus en moyenne. La mesure des facteurs psychosociaux étaient enseignée dans plus de 80% des facultés. L'enseignement sur le rôle des facteurs psychosociaux dans les symptômes et les maladies variaient en fonction de la pathologie (de 33% pour les maladies rénales à 83% dans les maladies cardio-vasculaire). L'auteur concluait en soulignant le besoin de développement d'un cursus en médecine psychosomatique aux EU. On peut expliquer la différence de résultat entre ces 2 études par le choix d'un terme plus spécifique pour la première.

En 2006, un article affirmait (sans chiffrer) que de plus en plus de facultés proposaient un enseignement de médecine psychosomatique (mind-body medecine) (48), parallèlement à la création de nouveaux département de recherche sur le sujet notamment à Harvard University (Cambridge), Columbia University (New York), University of California (Los Angeles), University of Pittsburg.

- **Japon :**

L'étude a été réalisée en 1983 (49). Elle montrait que sur les 80 facultés de médecine du pays, 22 enseignaient la médecine psychosomatique dont 5 dotées d'un département indépendant de médecine psychosomatique et 17 autres incluant la médecine psychosomatique au programme général. L'enseignement des internes était principalement assuré par la Société Japonaise de Psychosomatique qui comprenait 1700 membres. Cette société avait 7 branches locales dans le pays, qui organisaient fréquemment des conférences de formation. L'auteur déplorait un ralentissement du développement du mouvement psychosomatique japonais, qui était dû selon lui d'une part au blocage de la création de nouveaux départements dans les facultés à cause de la récession économique, et d'autre part aux médecins généralistes qui ne reconnaissaient pas l'importance de la médecine psychosomatique.

A noter cependant que 80% des médecins japonais utilisent la médecine traditionnelle japonaise, toujours bien intégrée et remboursée par le système de soins. Cette médecine est par essence psychosomatique, et les traitements utilisés agissent aussi bien sur le corps que sur l'esprit (50).

f) La formation en France

• Le tronc commun des études médicales

En 1961, une réforme de l'enseignement a introduit la psychologie médicale en $2^{\text{ème}}$ année de médecine, à la dose homéopathique de 20h puis 15h, constituant la seule « formation » en psychologie de l'étudiant sur les 6 ans de tronc commun. Celui-ci est complété par un parcours personnalisé au cours duquel l'étudiant doit choisir des Unités d'Enseignement (UE) optionnelles, choisies parmi les formations dispensées à l'université. Des parcours types peuvent être proposés par les unités de formation et de recherche, avec des UE de type Master. Ces UE représentent entre 10 et 20% du total des enseignements (51). Elles sont de contenu variable et feront l'objet également de notre étude à titre indicatif : en effet elles sont par définition uniquement optionnelles et ne concernent qu'un nombre faible de futurs généralistes. Cependant, elle indique aussi le niveau d'intérêt que porte la faculté au sujet.

Depuis la réforme de l'internat en 2004, un programme national d'enseignement a vu le jour pour les étudiants en médecine de 2ème cycle (52). Sur les 345 items de ce programme, un seul aborde les troubles psychosomatiques (l'item 289). Malheureusement, le formatage intellectuel imposé par la préparation du concours de l'internat laisse peu de place à la subjectivité et cet item est peu approfondi. Il est classé dans le chapitre « Maladies et grands syndromes ». Il n'existe pas d'enseignement sur une « approche » psychosomatique. De plus il est en général traité avec la psychiatrie, ce qui a pour effet de l'exclure du champ d'intérêt et de compétences des médecins qui choisiront une autre spécialité à l'internat.

- **L'internat de médecine générale**

Contrairement à d'autres pays européens, la psychosomatique n'est pas une spécialisation possible. Cette spécialité est pourtant reconnue au niveau européen et elle est représentée par l'Association européenne de la psychiatrie de liaison et de psychosomatique. Cette dernière a d'ailleurs émis des recommandations en 2007 concernant la forme et le contenu des stages de formation des internes de ces 2 disciplines (53).

Malgré les recommandations internationales sur la formation des internes, il n'existe pas d'exigence nationale pour une telle formation pendant l'internat de médecine générale (54).

Les études habituent les futurs médecins à envisager le patient de façon dichotomisée corps/esprit et morcelé en différents organes. Par la suite, le médecin généraliste est celui qui est le plus à même de faire des liens, mais il est peu ou pas formé à cette approche.

Le DES de médecine générale comprend à la fois une formation pratique à plein temps avec 6 semestres de stage clinique, et 200h de formation théorique. Cette double formation doit permettre aux internes l'acquisition de compétences qui sont regroupés en six parties :

- Premier recours, Incertitude, Soins non programmés et urgence

- Relation, Communication, Approche centrée patient

- Continuité, Suivi Coordination des soins autour du patient

- Vision Globale, Complexité

- Education en santé, Dépistage Prévention, Santé individuelle et communautaire

- Professionnalisme

La définition du programme des enseignements théoriques du DES de médecine générale est placée sous la responsabilité d'un enseignant coordonnateur (désigné pour 3 ans) dans chaque inter-région. Il est chargé de faire des propositions à chaque département de médecine générale sur le contenu, les modalités et l'évaluation des enseignements (55).

Seuls sont réglementés les stages à effectuer, avec une maquette très précise.

Notre faculté ne propose pas d'enseignement spécifique en psychosomatique que ce soit au cours des études ou au cours de l'internat de médecine générale, ce qui nous a poussé à nous y intéresser par nous-même.

Nous avons voulu savoir ce qu'il en était dans les autres facultés.

Le but de notre étude est de réaliser un état des lieux de la formation en psychosomatique des étudiants en médecine et des internes en médecine générale en France, afin de le comparer aux données internationales trouvées sur le sujet.

La formation postuniversitaire sera également étudiée à titre indicatif.

2) Les UE optionnelles des étudiants en médecine

Sur les 35 facultés, 19 disposaient de l'information sur leur site. Seize ont dû être contactée par email. Sur les 16 demandes par email, 7 ont répondu.

Le taux de réponse est donc de 74%, soit 26 facultés sur 35.

Sur les 35 facultés, 7 proposent des UE optionnelles en rapport avec la psychosomatique, soit 20% des facultés. A noter que 2 d'entre elles (Lyon et Montpellier) proposent chacune 2 UE, soit un total de 9 UE.

Tableau 1.

Faculté	UE optionnelles	
Aix - Marseille/Provence		0
Amiens/Picardie	psychologie et neurobiologie (par email)	
Angers/Anjou	par email	0
Antilles/Guyane	par email	0
Besançon/Franche-Comté	données manquantes (par email)	
Bordeaux/Aquitaine		0
Brest/Bretagne occidentale		0
Caen/Basse Normandie	données manquantes (par email)	
Clermont-Ferrand/Auverge	données manquantes (par email)	
Dijon/Bourgogne		0
Grenoble/Alpes		0
Réunion/Océan Indien	par email	0
Lille/Nord pas de Calais		0
Lille Catho	données manquantes (par email)	
Limoges/Limousin		0
Lyon/Rhône	psychologie médicale	
	psychologie et neurobiologie	
Montpellier/Nîmes/Languedoc Roussillon	psychologie médicale	
	psychologie et neurobiologie	
Nancy/Lorraine		0
Nantes/Pays Nantais		0
Nice/Côte d'Azur		0
Paris - Denis Diderot - Bichat Lariboisière		0
Paris - Pierre & Marie Curie - Pitié St Antoine	Psychologie médicale (par email)	
Paris - René Descartes - Cochin Necker		0
Paris - Île de France Ouest - Versailles	données manquantes (par email)	
Paris Est - Créteil	données manquantes (par email)	
Paris Nord Bobigny	données manquantes (par email)	
Paris Sud - Kremlin Bicêtre		0
Poitiers/Poitou-Charente	données manquantes (par email)	
Reims/Champagne-Ardennes	psychologie et neurobiologie	
Rennes/Bretagne		0
Rouen/Haute Normandie	données manquantes (par email)	
Saint Etienne/Forez	psychologie et neurobiologie	
Strasbourg/Alsace		0
Toulouse/Midi Pyrénées	par email	0
Tours/Centre	Psychopathologie clinique (par email)	

3) L'enseignement facultaire des internes de médecine générale

Les 35 facultés de France ont été interrogées.

Pour 27 facultés, l'analyse a pu être directe grâce à la disponibilité en ligne du programme des cours de DES.

Les 8 autres ont été contactées par mail, avec une demande d'obtention du programme des cours pour 2013-2014 :

- 5 en raison d'un accès sécurisé au programme, dont 4 ont fourni leur programme,

- 1 en raison de l'absence d'information disponible sur le site : le programme a été obtenu,

- 2 pour obtenir des informations complémentaires sur le programme trouvé sur le site, les 2 ont répondu.

Les pourcentages ont été arrondis à l'unité supérieure ou inférieure la plus proche.

Au total, 34 facultés ont pu fournir la totalité du programme. Le taux de réponse est donc de 97%.

a) Présence

Quinze facultés proposent des enseignements qui se rapportent plus ou moins à l'aspect psychosomatique en médecine, soit 43% des facultés.

b) Forme

Cinq facultés proposent de façon optionnelle la participation à des groupes Balint, soit 14% des facultés. Ces groupes sont par définition facultatifs. Les intervenants de ces groupes sont bien définis et comprennent un médecin et un psychiatre formés aux groupes Balint.

Deux facultés proposent des enseignements sous forme de groupes de parole différents des groupes Balint, soit 6% des facultés.

Pour les autres enseignements, la forme était le séminaire (obligatoire ou facultatif) pour 10 facultés soit 29% des facultés.

A noter que 7 facultés proposent plusieurs enseignements, soit 20% des facultés.

59% des enseignements hors groupe Balint sont obligatoires.

c) Contenu

Il est très variable. Le terme « psychosomatique » n'est présent qu'à 2 reprises.

d) Volume horaire

Il a été calculé pour chaque faculté, en additionnant tous les enseignements proposés, optionnels ou obligatoires.

Il correspond à moins de 10h (soit 5% du programme) pour 7 facultés soit 20% des facultés; à plus de 10h pour 6 facultés soit 17% ; et enfin à plus de 20h pour 2 facultés, soit 6%.

Tableau 2.

Faculté	enseigement	modalités	contenu	volume horaire
Aix - Marseille/Provence	0			
Amiens/Picardie	0			
Angers/Anjou	1	séminaire facultatif	Patient fonctionnel	2h
Antilles/Guyane	0			
Besançon/Franche-Comté	1	séminaire facultatif	psychothérapie	6h
	1	séminaire facultatif	symptômes médicalement inexpliqués	6h
Bordeaux/Aquitaine	0			
Brest/Bretagne occidentale	1	séminaire facultatif	PEC psychologique en MG	6h
	1	séminaire facultatif	Psychothérapies en MG	6h
Caen/Basse Normandie	1	groupes Balint optionnels		48h
Clermont-Ferrand/Auverge	par mail (infos) 0			
Dijon/Bourgogne	0			
Grenoble/Alpes	0			
Réunion/Océan Indien	0			
Lilles/Nord pas de Calais	0			
Lille Catho	par mail (sécurisé) 0			
Limoges/Limousin	1	séminaire obligatoire	le patient en souffrance psychologique	6h
Lyon/Rhône	0			
Montpellier/Languedoc Roussillon	0			
Nancy/Lorraine	0			
Nantes/Pays Nantais	0			
Nice/Côte d'Azur	0			
Paris - Denis Diderot	par mail	sécurisé		
(Bichat Lariboisière)	données manquantes			
Paris - Pierre & Marie Curie	1	séminaire obligatoire	initiation à la dimension psychosomatique	4h pendant UPL
(Pitié St Antoine)	1	séminaire obligatoire	psychothérapie	4h
Paris - René Descartes	1	séminaire obligatoire	Psychothérapie du MG	4h
(Cochin Necker)	1	groupe type Balint optionnel		20h
Paris - Île de France Ouest	1	séminaire obligatoire	psychothérapie en MG	3h
(Versailles)	1	séminaire obligatoire	les patients fonctionnels	3h
Paris Est - Créteil	1	groupe de parole obligatoire	approche biopsychosociale	2h
Paris Nord Bobigny	par mail (sécurisé) 1	séminaire facultatif	médecine de famille et psychosomatique	8h
	1	séminaire obligatoire	le malade fonctionnel	4h
Paris Sud - Kremlin Bicêtre	1	semainaire facultatif	psycho-psychiatrie	2h
Poitiers/Poitou-Charente	1	groupe de parole obligatoire	Le patient derrière son symptôme	2h
Reims/Champagne-Ardennes	par mail (infos) 0			
Rennes/Bretagne	par mail (sécurisé) 1	groupe Balint facultatif		12h (6x2h)
	1	séminaire obligatoire	troubles psychopathologiques de l'enfant	3h
Rouen/Haute Normandie	par mail (sécurisé) 0			
Saint Etienne/Forez	0			
Strasbourg/Alsace	1	groupes Balint optionnels		12h (6x2h)
Toulouse/Midi Pyrénées	0			
Tours/Centre	par mail (infos) 1	groupes Balint optionnels		12h (6x2h)

4) La formation post universitaire

Le taux de réponse est de 100% car toutes les formations postuniversitaires sont à jour et en ligne sur les sites des facultés.

Sept facultés proposent un enseignement post universitaire traitant de la psychosomatique, soit 20% des facultés, avec en tout 9 DU/DIU.

A noter que Montpellier et Paris Descartes proposent chacune 2 DU/DIU.

Quatre de ces DU/DIU sont assez spécifiques (cancérologie, dermatologie, gynécologie).

Tableau 3.

Faculté	AEU/DU/DIU
Aix - Marseille/Provence	DU Approche psychodynamique du cancer chez l'adulte
Amiens/Picardie	0
Angers/Anjou	0
Antilles/Guyane	0
Besançon/Franche-Comté	0
Bordeaux/Aquitaine	0
Brest/Bretagne occidentale	DU dermatologie psychosomatique
Caen/Basse Normandie	0
Clermont-Ferrand/Auverge	0
Dijon/Bourgogne	0
Grenoble/Alpes	0
Réunion/Océan Indien	0
Lilles/Nord pas de Calais	0
Lille Catho	0
Limoges/Limousin	0
Lyon/Rhône	0
Montpellier/Languedoc Roussillon	DU Psychosomatique, thérapies de relaxation et psychothérapies à médiation corporelle DU psychosomatique des maladie de l'adaptation
Nancy/Lorraine	0
Nantes/Pays Nantais	0
Nice/Côte d'Azur	0
Paris - Denis Diderot - Bichat Lariboisière	DU Initiation à la gynécologie psychosomatique
Paris - Pierre & Marie Curie - Pitié St Antoine	DU psychosomatique intégrative
Paris - René Descartes - Cochin Necker	DIU dermatologie psychosomatique DU aspect biologique et psychosociaux du stress
Paris - Île de France Ouest - Versailles	0
Paris Est - Créteil	0
Paris Nord Bobigny	0
Paris Sud - Kremlin Bicêtre	0
Poitiers/Poitou-Charente	0
Reims/Champagne-Ardennes	0
Rennes/Bretagne	0
Rouen/Haute Normandie	0
Saint Etienne/Forez	0
Strasbourg/Alsace	0
Toulouse/Midi Pyrénées	DU psychosomatique, recherche et relation
Tours/Centre	0

V- Discussion

1) Limites de la bibliographie

La plupart des articles à l'étranger sont anciens... et il n'a pas été trouvé d'article en français. Cela montre le faible intérêt pour ce domaine.

2) Limites de l'étude

Pour analyser les programmes, nous avons dû nous écarter des mots clés choisis pour la bibliographie. De ce fait, nous avons inclus dans les résultats des enseignements dont l'intitulé correspond en partie seulement à l'approche psychosomatique. Malgré tout il est important de noter leur présence.

Le taux de réponse pour les UE optionnelles des étudiants est plus faible que pour les internes et les DU pour 2 raisons : les sites internet étaient moins informatifs et le taux de réponse aux demandes email a été faible. Les résultats sont donc moins représentatifs.

Nous déplorons ne pas avoir trouvé toutes les informations sur les sites internet de toutes les facultés. En effet il nous parait étonnant que certaines facultés publiques aient des sites sécurisés, alors que leurs informations pédagogiques intéressent tous les étudiants, a fortiori les futurs internes qui doivent depuis 2004 choisir leur faculté d'internat. Des informations en ligne et à jour auraient permis des résultats plus exhaustifs.

3) Apport de l'étude

a) Points positifs

L'étude des programmes grâce au site internet de chaque faculté a évité un biais d'information. De même lors des demandes par email, la liste complète des enseignements était demandée, sans préciser quel élément nous intéressait, pour éviter un biais de réponse.

Cette étude met en perspective la formation en psychosomatique en France avec les données internationales, ce qui n'avait pas été fait à cette échelle dans les précédents travaux de thèse.

b) Commentaires des résultats

- Pour les étudiants, les résultats sont peu représentatifs du fait du faible taux de réponse. Nous soulignons qu'il existe peu d'enseignement optionnel en rapport avec la psychosomatique, et que les UE retenues n'ont pas l'intitulé explicite de « psychosomatique ». Il est à noter que ces UE sont concentrées (9 UE pour 7 facultés), indiquant ainsi l'intérêt de certaines facultés pour le sujet. En 1987, une thèse avait recensé 5 facultés dispensant des certificats optionnels en rapport avec la psychosomatique. La situation a donc peu évolué,

- Pour les internes de médecine générale, le nombre de facultés proposant un enseignement relatif à la psychosomatique semble encourageant au premier abord (43%). Mais en réalité le volume horaire consacré est généralement faible (moins de 10% du programme soit 20h) et peu de cours ont un intitulé explicite concernant la psychosomatique. De plus, moins de 60% des enseignements hors groupe Balint sont obligatoires. Un des type d'enseignement choisi est la pratique régulière de groupe Balint de façon optionnelle, ce qui est en accord avec les données internationales, mais il est faiblement présent (14% des facultés).

La formation française est de loin insuffisante si on la compare aux Etats-Unis ou à l'Allemagne. On rappelle que chez ces derniers, un minimum de 52h est obligatoire quelle que soit la spécialité choisie.

Enfin nous voyons qu'il existe des disparités entre les facultés au niveau de l'intérêt porté au sujet : en effet 7 facultés proposent 2 enseignements en rapport avec la psychosomatique, alors que d'autres n'en proposent pas du tout.

- Les formations postuniversitaires sont au nombre de 9, concentrés là encore sur 7 facultés. De plus, 4 d'entre elles sont relativement spécifiques (cancer, dermatologie, gynécologie). On constate une augmentation de l'offre, puisqu'elles étaient au nombre de 5 en 2001.

A noter que les facultés qui proposent ces enseignements ne sont pas forcément les mêmes selon le niveau d'étude.

A titre d'information, au cours de nos recherches, nous avons découvert que le CHRU de Montpellier dispose d'une unité spécifique, inaugurée en 2014, où les patients sont pris en charge de façon unique en France. Baptisée « Douleur, Psychosomatique et Maladies fonctionnelles », elle dispose de 8 lits de semaine et de consultations spécifiques.

Les exemples de programmes d'enseignement ne manquent pas dans la littérature comme nous allons le voir, qui pourraient nous inspirer pour développer l'enseignement de la psychosomatique en France.

4) Modalités de formation

a) En France

Plusieurs travaux ont déjà traité de la formation psychosomatique en France.

Le manque d'intérêt universitaire pour le sujet est une constante en France. Déjà dans une thèse réalisée en 2001 (16), aucun article n'avait été trouvé via le moteur de recherche français Cismef. Le résultat est le même en 2014.

> Une thèse réalisée en 1964 traitait déjà de la formation des étudiants (56). Ce travail analysait les réponses reçues par la « Revue de médecine psychosomatique » lors d'un débat ouvert sur la formation en psychosomatique et l'application pratique de la médecine psychosomatique. On rappelle qu'à cette époque, la psychosomatique était en plein essor, avec entre autres les travaux américains sur le « stress », les publications de Balint, et la création de l'institut de psychosomatique en France avec Marty. Plusieurs personnalités fortes du moment dans ce domaine avaient exprimé leur avis sur la formation. L'analyse des réponses montrait la volonté de ne pas faire de la psychosomatique une spécialité. D'après Gendrot J. « La médecine toute entière est psychosomatique, ou l'idée même de psychosomatique ne signifie rien. » Ensuite chacun ébauchait un plan de formation idéal. Ils s'accordaient pour dire que la formation devait intervenir en fin d'étude médicale voire après.

L'cnseignement devait comprendre 2 aspects : la théorie du psychisme humain et la pratique psychosomatique, en se gardant d'un enseignement doctrinaire (enseignement de toutes les écoles). Ils soulignaient l'intérêt des groupes Balint pour la formation des médecins. Ils faisaient remarquer que la formation ne pouvait se faire qu'avec un changement radical de l'atmosphère hospitalière, où le rôle du chef de service avait valeur d'exemple. Les intervenants pressentis pour la formation étaient des psychiatres psychanalystes.

> Dans une autre thèse de 1987 sur le sujet (20), l'auteur faisait un état des lieux de la formation en France. Sur les 32 facultés interrogées par courrier, 27 avaient répondu et 9 avaient déclaré dispenser un enseignement de psychosomatique en 1er ou 2ème cycle, et 5 facultés proposaient un certificat optionnel sur le sujet. L'auteur revenait sur l'enseignement de la psychologie médicale en 2ème année de médecine : cette sensibilisation était jugée utile mais malheureusement peu marquante pour les étudiants, car les notions abordées n'étaient plus évoquées par la suite.

Les propositions de formation se résumaient ainsi : enseignement pour tous en 5/6ème année avec : historique de la psychosomatique, recherches en cours, groupe de parole ; puis formation facultative au CHU : certificat optionnel, DU, groupe Balint, formation à la psychothérapie de soutien ; et enfin autres formations hors université : institut de psychosomatique, groupe Balint…

> Un état des lieux plus récent (16) recensait en 2001 en France 5 DU de psychosomatique. L'auteur concluait à une nécessaire familiarisation dès le 1er cycle, avec un développement en parallèle de l'apprentissage des bases séméiologiques et scientifiques, et des bases psychologiques. La formation devrait se poursuivre en 2ème cycle, avec l'organisation de groupes Balint, et le développement de l'enseignement postuniversitaire. Selon l'auteur, la différence de formation entre l'Allemagne et la France expliquerait que nos voisins consomment 3 fois moins de psychotropes…

> Dans une autre thèse (11), les médecins ont été interrogés sur les modalités de formation envisageables : la plupart étaient favorables à la formation continue, plus de la moitié évoquent les formations personnelles psychothérapeutiques et les groupes Balint, certains parlent d'une amélioration de la formation initiale avec des cours obligatoires. Beaucoup de médecins se forment à des approches parallèles, qui ont en commun une vision globale de l'individu.

b) A l'étranger

Les études ne manquent pas sur le fond et la forme que prendrait un tel enseignement, à la différence notable par rapport à la France que la plupart des articles exposent des programmes qui ont déjà été mis en place, puis évalués pour être ajustés.

2 types d'apprentissage ressortent plus particulièrement :

- les groupes Balint

- l'apprentissage par problème.

- **Allemagne :**

Depuis l'introduction de l'enseignement de la psychosomatique en Allemagne, plusieurs études ont porté sur les programmes mis en place et leur évaluation.

Un article de 1976 décrit déjà un modèle d'enseignement de ce nouveau module intitulé « cours pratique en médecine psychosomatique et en psychothérapie », inspiré de l'enseignement postuniversitaire de psychanalyse dispensé par les 2 sociétés allemandes de Psychanalyse de l'époque (57).

L'évaluation des programmes est traditionnellement réalisée auprès des étudiants par des questionnaires de satisfaction.

Une étude de 1994 à l'université de Wurtzbourg montrait que l'approche de type Balint de l'enseignement était particulièrement adaptée et appréciée des étudiants (58).

En 1998 à l'université d'Ulm, un programme pour les étudiants a été mis en place et évalué (59). Il s'agissait d'un programme interdisciplinaire développé par les départements de psychologie médicale, psychosomatique et psychothérapie pour un enseignement se déroulant sur toute la durée du cursus, d'un volume horaire de 60h. Les étudiants ont particulièrement apprécié les discussions de groupe, et la participation active aux cours.

En 2002, une réforme des programmes a mis en avant l' « apprentissage par problème ». Une étude a été conduite en 2003 pour évaluer ce type d'enseignement appliqué au module « neurologie, psychiatrie et médecine psychosomatique » (60). Elle montrait une très bonne acceptation par les étudiants. Une autre étude réalisée en 2008 décrivait le programme de ce module et son évaluation par les étudiants (61). Le programme contenait les items suivants : relation psychologique avec la maladie somatique, amélioration des compétences de l'interrogatoire, la relation médecin-malade, les réactions du patient face à la maladie, les troubles psychosomatiques et les troubles alimentaires. L'évaluation par les étudiants était bonne (noté 1,6 sur 5, 1 étant la meilleure note).

En 2005, à l'université de Munich, une étude a montré l'intérêt de la méthode de l'apprentissage par problème (« problem-based learning ») appliqué à l'enseignement de la psychosomatique, notamment autours de cas de troubles somatoformes (62).

- **Etats-Unis :**

Aux Etats-Unis, les premières recommandations sur l'enseignement de la médecine psychosomatique sont anciennes : 1975 (63) et 1979 (64). Diverses modalités d'enseignement ont depuis été essayées :

En 1998, à New York, 8 facultés de médecine ont participé au projet de la fondation Robert Wood Johnson de réforme de l'enseignement médical. Un des aspects de cette réforme était la promotion et l'enseignement des sciences humaines et biopsychosociales (65).

Un article de 2000 rapporte 15 ans de conférences centrées sur le patient, intitulées « Introduction à la santé et la maladie humaine », proposées chaque semaine en 1ère et 2ème année d'étude médicale à l'université de Rochester School (66). Ces conférences accueillaient des vrais patients et insistaient sur relations entre les facteurs biologiques, psychosociaux, comportemental dans la maladie et la santé. Elles exploraient aussi l'impact du comportement du médecin sur son patient et sa santé. Le détail et l'organisation du programme était expliqué.

En 2001, l'Université de Californie à San Francisco a complétement redessiné le programme des études de médecine en intégrant les sciences sociales et comportementales, représentant à présent 1/3 du cursus, avec des sujets variés dont l'introduction au model biopsychosocial (67).

Une étude de 2006 rapporte 5 ans d'expérimentation d'un enseignement obligatoire de 4ème année dans la Stony Brook Medical School, appelé « Psychiatrie en Médecine » (68). La mise en place de cet enseignement faisait suite à la constatation d'un manque de formation en médecine psychosomatique et d'un manque de compétence dans la reconnaissance des pathologies psychiatriques. Après 5 ans, 85% des étudiants trouvaient l'enseignement utile pour leur formation et pensaient que leur attitude clinique en serait modifiée.

En 2011, à Denver dans l'université du Colorado, un apprentissage par problème (« problem-based learning ») et jeux de rôle a été utilisé pour l'enseignement de la médecine psychosomatique pour les internes (69). Cette méthode d'enseignement a été très appréciée par les internes.

En 2014, L'université du Michigan à East Lansing a développé un programme d'enseignement intensif de 3 ans pour mieux former les internes de médecine pour prendre en charge les aspects psychosociaux et la santé mentale des patients. Après avoir constaté les lacunes dans la formation des médecins, ils espèrent ainsi améliorer la prise en charge des patients en soins primaires (70).

Au final, tous ces exemples de programmes d'enseignement sont riches tant par leurs structures que par leurs contenus, avec quelques initiatives originales.

La présence de groupe Balint dans quelques facultés françaises est encourageante et devrait être généralisée, ainsi que l'enseignement d'une approche psychosomatique, afin de mieux prendre en charge certains troubles, voire tous.

VI- <u>Conclusion</u>

L'importance d'une prise en charge globale de l'individu malade est de plus en plus pressante à mesure que se spécialise la médecine occidentale, perçue comme souvent déshumanisante par les patients, et parfois insuffisante par les médecins.

L'approche psychosomatique de la médecine est une tentative de réunification de l'être humain, qui est par essence complexe et ne peut être réduit à la somme de ses organes fonctionnant à son insu comme une machine.

La médecine psychosomatique s'est développée il y a environ 2 siècles, en réaction au mécanicisme anatomo-clinique qui inaugurait la médecine scientifique. Elle a trouvé un aboutissement avec l'avènement de la psychanalyse, et des bases solides biologiques avec les découvertes des interconnexions multiples entre systèmes neuropsychologique, immunitaire et endocrinien.

Notre étude s'est intéressé à son enseignement car malheureusement, après un vif essor autours des années 1960 en France, notre formation universitaire s'y intéresse peu.

Nous avons vu qu'à l'étranger en revanche, son enseignement était bien intégré, notamment en Allemagne et aux Etats-Unis. Les pays orientaux sont peu représentés mais ils disposent en général d'une médecine traditionnelle holistique, qui ne pose donc pas le problème en termes de séparation corps-esprit.

Notre étude a fait un état des lieux de la formation théorique initiale des étudiants en médecine et des internes en médecine générale en France. Celle-ci a peu évolué dans le temps à la lecture des thèses françaises précédentes sur le sujet. Par rapport à l'Allemagne et aux Etats-Unis, notre pays affiche un franc retard, puisque très peu de facultés proposent un enseignement satisfaisant (présence d'UE optionnelles pour les étudiants, existence d'un enseignement validé comme les groupes Balint pour le DES de médecine générale, volume horaire d'au moins 10% du programme, offres de formations postuniversitaires).

De nombreux exemples de modalités de formation sont disponibles pour créer un enseignement de psychosomatique en France, où certains pionniers dans ce domaine ont laissé leur nom. Il est urgent de redynamiser l'enseignement de cette approche pour permettre à des professionnels mieux formés une prise en charge plus holistique et plus économe de leurs patients, pour le plus grand bien de ces derniers, de leurs médecins, et de la société.

Puisse cette étude susciter un intérêt dans les cercles de personnes habilitées à influer sur l'enseignement délivré.

VII- <u>Bibliographie</u>

1. Rousset H. Philosophia medicatrix. Rev Médecine Interne. 1999;20:1075‑6.

2. Tubiana M. Histoire de la pensée médicale: les chemins d'Esculape. Flammarion. 1995.

3. Groddeck. Le livre du ça. 1921.

4. Balint M. Le médecin, son malade et la maladie. 1957.

5. Alexander F. La médecine psychosomatique. petite bibliothèque Payot. 1951.

6. Graeme J. Taylor. Mindbody-environnement: George Engel's psychoanalytic approach to psychosomatic medicine. Aust New Zeland J Psychiatry. 2002;(36):449‑57.

7. Marty P. La psychosomatique de l'adulte. 6ème édition. PUF; 1990. 127 p.

8. Sami-Ali M. Manuel de thérapies psychosomatiques. Dunod; 2001.

9. Idelman S. Psychosomatique et guérison, de la dualité à l'unité: vers une santé holistique. Dangles. 2004.

10. Gilabert E. Etude auprès de 60 médecins généralistes grenoblois du concept de psychosomatique. Grenoble; 1991.

11. Danduran M. Evaluation de la prise en charge du patient psychosomatique en médecine générale. Grenoble; 2008.

12. Van Alphen J, Aris A. Médecines orientales. Actes Sud. 1998.

13. Nakane Y. Classification of Somatoform Disorders in Japan. In: M.D YO, M.D AJ, M.D MA, M.D NS, éditeurs. Somatoform Disorders [Internet]. Springer Japan; 1999 [cité 28 août 2014]. p. 47‑56. Disponible sur: http://link.springer.com/chapter/10.1007/978-4-431-68500-5_6

14. Pongy P, Babeau R. Psychosomatique et médecine. Sauramps medical. 2003.

15. Cathébras P. Troubles fonctionnels et somatisation. Masson; 2006.

16. Terret A. Médecine psychosomatique, une perspective à redécouvrir? Etat de lieux de la formation en Allemagne et en France. Bordeaux 2; 2001.

17. Waldstein SR, Neumann SA, Drossman DA, Novack DH. Teaching psychosomatic (biopsychosocial) medicine in United States medical schools: survey findings. Psychosom Med. juin 2001;63(3):335‑43.

18. Patris EC. La prise en charge des troubles psychosomatiques en médecine générale: état actuel du savoir et des connaissances des médecins généralistes. [PARIS]: Paris 7 Denis Diderot; 2010.

19. Garnier J-B. Prise en charge des troubles somatoformes en médecine générale: analyse à partir de 23 cas. Tours; 2005.

20. Mocquard A. Formation de médecins et psychosomatique. Rennes; 1987.

21. Brabant I. Médecins généralistes et symptômes biomédicalement inexpliqués. [LYON]: RHT Lanennec; 2006.

22. Boureille C. Diagnostic et traitement des symptômes fonctionnels en médecine générale. Saint Etienne; 1998.

23. Goldberg RJ, Novack DH, Gask L. The recognition and management of somatization. What is needed in primary care training. Psychosomatics. 1992;33(1):55‑61.

24. Bolman WM. The place of behavioral science in medical education and practice. Acad Med J Assoc Am Med Coll. oct 1995;70(10):873‑8.

25. Benbassat J, Baumal R, Borkan JM, Ber R. Overcoming barriers to teaching the behavioral and social sciences to medical students. Acad Med J Assoc Am Med Coll. avr 2003;78(4):372‑80.

26. Gallagher RM. Biopsychosocial pain medicine and mind-brain-body science. Phys Med Rehabil Clin N Am. nov 2004;15(4):855‑82, vii.

27. Lipsitt DR. Can we really teach psychosomatic medicine? A review of successes and failures. Psychother Psychosom. 1991;56(1-2):102‑11.

28. Wise TN. Teaching psychosomatic medicine: utilizing concurrent perspectives. Psychother Psychosom. 1993;59(2):99‑106.

29. Novack DH. Realizing Engel's vision: psychosomatic medicine and the education of physician-healers. Psychosom Med. déc 2003;65(6):925‑30.

30. Piko BF, Kopp MS. Behavioral medicine in Hungary: past, present, and future. Behav Med Wash DC. 2002;28(2):72‑8.

31. Matta F. Abord des symptômes médicalement inexpliqués selon la formation des médecins généralistes. [PARIS]: Paris Descartes 5; 2009.

32. Adler RH, Minder CE. Clinical competence of biopsychosocially trained physicians and controls. Swiss Med Wkly. 2012;142:w13649.

33. Domenech J, Sánchez-Zuriaga D, Segura-Ortí E, Espejo-Tort B, Lisón JF. Impact of biomedical and biopsychosocial training sessions on the attitudes, beliefs, and recommendations of health care providers about low back pain: a randomised clinical trial. Pain. nov 2011;152(11):2557‑63.

34. Doering S, Schneider G, Burgmer M, Sensmeier J, Schrewe FB, Friederichs H, et al. [Evaluation of the clinical course Psychosomatics and Psychotherapy employing standardized patients]. Z Für Psychosom Med Psychother. 2010;56(4):385‑98.

35. Soufi HE, Raoof AM. Attitude of medical students towards psychiatry. Med Educ. janv 1992;26(1):38‑41.

36. Smith RC, Marshall AA, Cohen-Cole SA. The efficacy of intensive biopsychosocial teaching programs for residents: a review of the literature and guidelines for teaching. J Gen Intern Med. juill 1994;9(7):390‑6.

37. Zwerenz R, Barthel Y, Leuzinger-Bohleber M, Gieler U, Rudolf G, Schwarz R, et al. [Attitudes of medical students towards psychotherapeutic treatment and training]. Z Für Psychosom Med Psychother. 2007;53(3):258‑72.

38. Astin JA, Sierpina VS, Forys K, Clarridge B. Integration of the biopsychosocial model: perspectives of medical students and residents. Acad Med J Assoc Am Med Coll. janv 2008;83(1):20‑7.

39. Astin JA, Goddard TG, Forys K. Barriers to the integration of mind-body medicine: perceptions of physicians, residents, and medical students. Explore N Y N. juill 2005;1(4):278‑83.

40. Williamson P, Beitman BD, Katon W. Beliefs that foster physician avoidance of psychosocial aspects of health care. J Fam Pract. déc 1981;13(7):999‑1003.

41. Gureje O, Simon GE, Ustun TB, Goldberg DP. Somatization in cross-cultural perspective: a World Health Organization study in primary care. Am J Psychiatry. juill 1997;154(7):989‑95.

42. Ono Y, Janca A, Asai M, Sartorius N. Somatoform Disorders - A Worldwide Perspective [Internet]. Springer. Tokyo; 1998 [cité 28 août 2014]. Disponible sur: http://www.springer.com/medicine/psychiatry/book/978-4-431-68502-9

43. WHO-WONCA. Integrating mental health into primary care- a global perspective. 2008.

44. WONCA working party on education. WONCA standards for post-graduate family medecine education. 2013.

45. Schuffel W, Egle U. Psychosomatic education in West Germany. J Psychosom Res. 1983;27(1):9‑15.

46. Priest RG. The teaching of psychosomatic medicine and liaison psychiatry at medical schools in the United Kingdom. J Psychosom Res. 1983;27(1):21‑5.

47. Brook DW, Gordon C, Meadow H, Cohen MC. Behavioral medicine in medical education: report of a survey. Soc Work Health Care. 2000;31(2):15‑29.

48. Brower V. Mind-body research moves towards the mainstream. EMBO Rep. avr 2006;7(4):358‑61.

49. Suzuki J. Psychosomatic education in Japan. J Psychosom Res. 1983;27(1):33‑7.

50. Mizushima H, Kanba S. The use of japanese herbal medicine (Kampo) in the treatment of somatoform disorders. 1998;

51. Ministère de l'enseignement supérieur et de la recherche. Arrêté du 8 avril 2013 relatif au régime des études en vue du premier et du 2ème cycle des études médicales. 2013.

52. Deuxième partie du deuxième cycle des études médicales. Bulletin Officiel; 2007.

53. Söllner W, Creed F, European Association of Consultation-Liaison Psychiatry and Psychosomatics Workgroup on Training in Consultation-Liaison. European guidelines for training in consultation-liaison psychiatry and psychosomatics: report of the EACLPP Workgroup on Training in Consultation-Liaison Psychiatry and Psychosomatics. J Psychosom Res. avr 2007;62(4):501‑9.

54. Ministère de l'éducation nationale, de l'enseignement supérieur et de la recherche. Liste et réglementation des études spécialisées de médecine. Bulletin officiel n°39; 2004.

55. Ministère de l'éducation nationale, de l'enseignement supérieur et de la recherche. Arrêté du 22/09/04 fixant la liste et la réglementation des DES de médecine. Journal Officiel; 2004.

56. Eidelman Bompard B. La formation psychosomatique de l'étudiant et du praticien. Paris; 1964.

57. Schepank H. [Model of a course of psychosomatic medicine and psychotherapy]. Z Für Psychosom Med Psychoanal. sept 1976;22(3):224‑39.

58. Inselmann U, Faller H, Lang H. [Education in psychosomatic medicine and psychotherapy specialty: evaluation by students]. Psychother Psychosom Med Psychol. févr 1998;48(2):63‑9.

59. Schüppel R, Bayer A, Hrabal V, Hölzer M, Allert G, Tiedemann G, et al. [Interdisciplinary longitudinal curriculum « Medical Psychology, Psychotherapy and Psychosomatics. » Experiences from the preclinical segment]. Psychother Psychosom Med Psychol. mai 1998;48(5):187‑92.

60. Köllner V, Gahn G, Kallert T, Felber W, Reichmann H, Dieter P, et al. [Teaching of psychosomatic medicine and psychotherapy as an element of the Dresden DIPOL-Curriculum -- the PBL-course « Nervous system » and psyche]. Psychother Psychosom Med Psychol. févr 2003;53(2):47‑55.

61. Fritzsche K, Engemann B, Wirsching M. [Curriculum psychosomatic medicine and psychotherapy in medical education--concept, implementation, evaluation]. Psychother Psychosom Med Psychol. août 2008;58(8):321‑5.

62. Frick E. Teaching somatoform disorders in a « nervous system and behaviour » course: the opportunities and limitations of problem-based learning. Educ Health Abingdon Engl. juill 2005;18(2):246‑55.

63. Reichsman F. Teaching Psychosomatic Medicine to Medical Students, Residents and Postgraduate Fellows. Int J Psychiatry Med. 1 janv 1975;6(1):307‑16.

64. Kimball CP. Teaching medical students psychosomatic medicine: of substances and approaches. Bibl Psychiatr. 1979;(159):23‑31.

65. Schmidt H. Integrating the teaching of basic sciences, clinical sciences, and biopsychosocial issues. Acad Med J Assoc Am Med Coll. sept 1998;73(9 Suppl):S24‑31.

66. Cohen J, Krackov SK, Black ER, Holyst M. Introduction to human health and illness: a series of patient-centered conferences based on the biopsychosocial model. Acad Med J Assoc Am Med Coll. avr 2000;75(4):390‑6.

67. Satterfield JM, Mitteness LS, Tervalon M, Adler N. Integrating the social and behavioral sciences in an undergraduate medical curriculum: the UCSF essential core. Acad Med J Assoc Am Med Coll. janv 2004;79(1):6‑15.

68. Halperin PJ. Psychiatry in Medicine: five years of experience with an innovative required fourth-year medical school course. Acad Psychiatry J Am Assoc Dir Psychiatr Resid Train Assoc Acad Psychiatry. avr 2006;30(2):120‑5.

69. Heru AM. Teaching psychosomatic medicine using problem-based learning and role-playing. Acad Psychiatry J Am Assoc Dir Psychiatr Resid Train Assoc Acad Psychiatry. août 2011;35(4):245‑8.

70. Smith RC, Laird-Fick H, D'Mello D, Dwamena FC, Romain A, Olson J, et al. Addressing mental health issues in primary care: an initial curriculum for medical residents. Patient Educ Couns. janv 2014;94(1):33‑42.

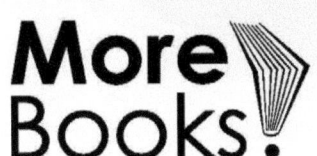
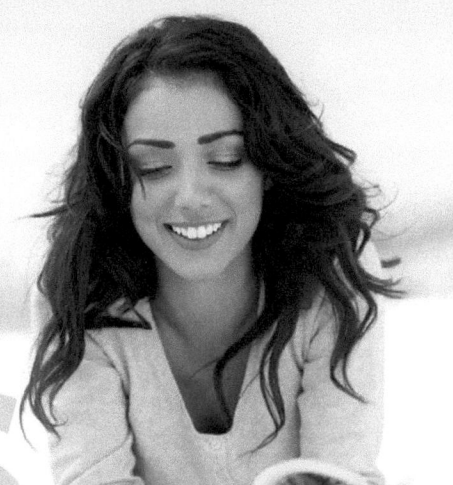
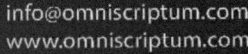 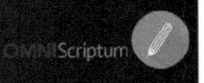

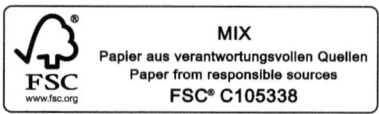